I0077347

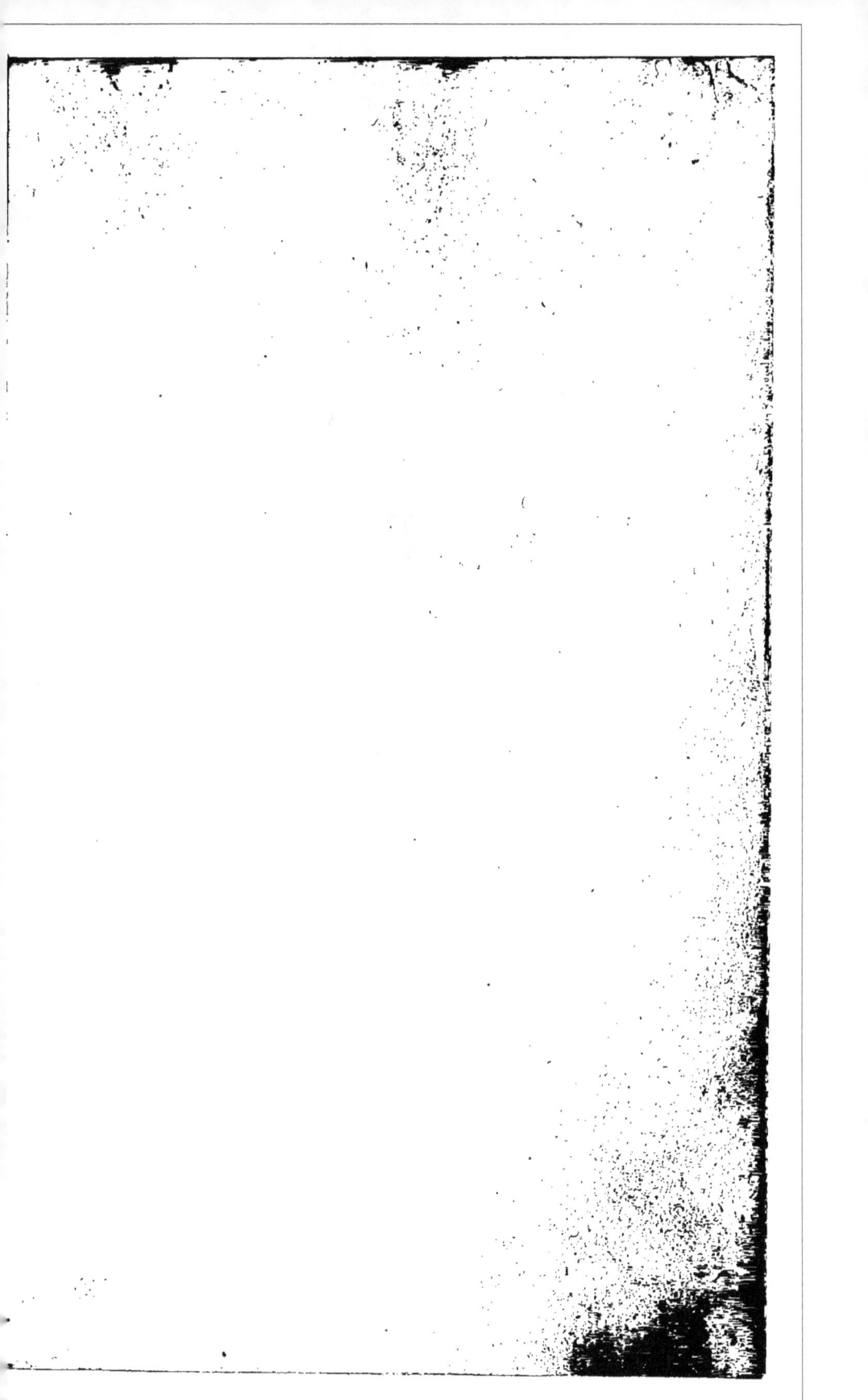

MÉMOIRE

SUR LA CAUSE

DE LA PULSATION

DES ARTÈRES,

Par M. JADELOT, Professeur de la Faculté
de Médecine de Nancy, de l'Académie des Sciences
& Belles-Lettres de la même Ville.

Ne quidquam pro vero ideò recipiamus quia receptum
est, sed experimenta acquiramus quæ fidem nostris
opinionibus faciant. *Haller Elem. Physiol. lib. 3, sect. 2.
tom. 1, pag. 104.*

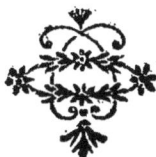

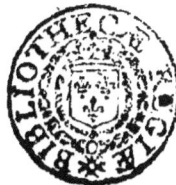

A NANCY,

Et se trouve à PARIS,

Chez VALADE, Libraire, rue Saint Jacques,
vis-à-vis la rue de la Parcheminerie.

M. DCC. LXXI.

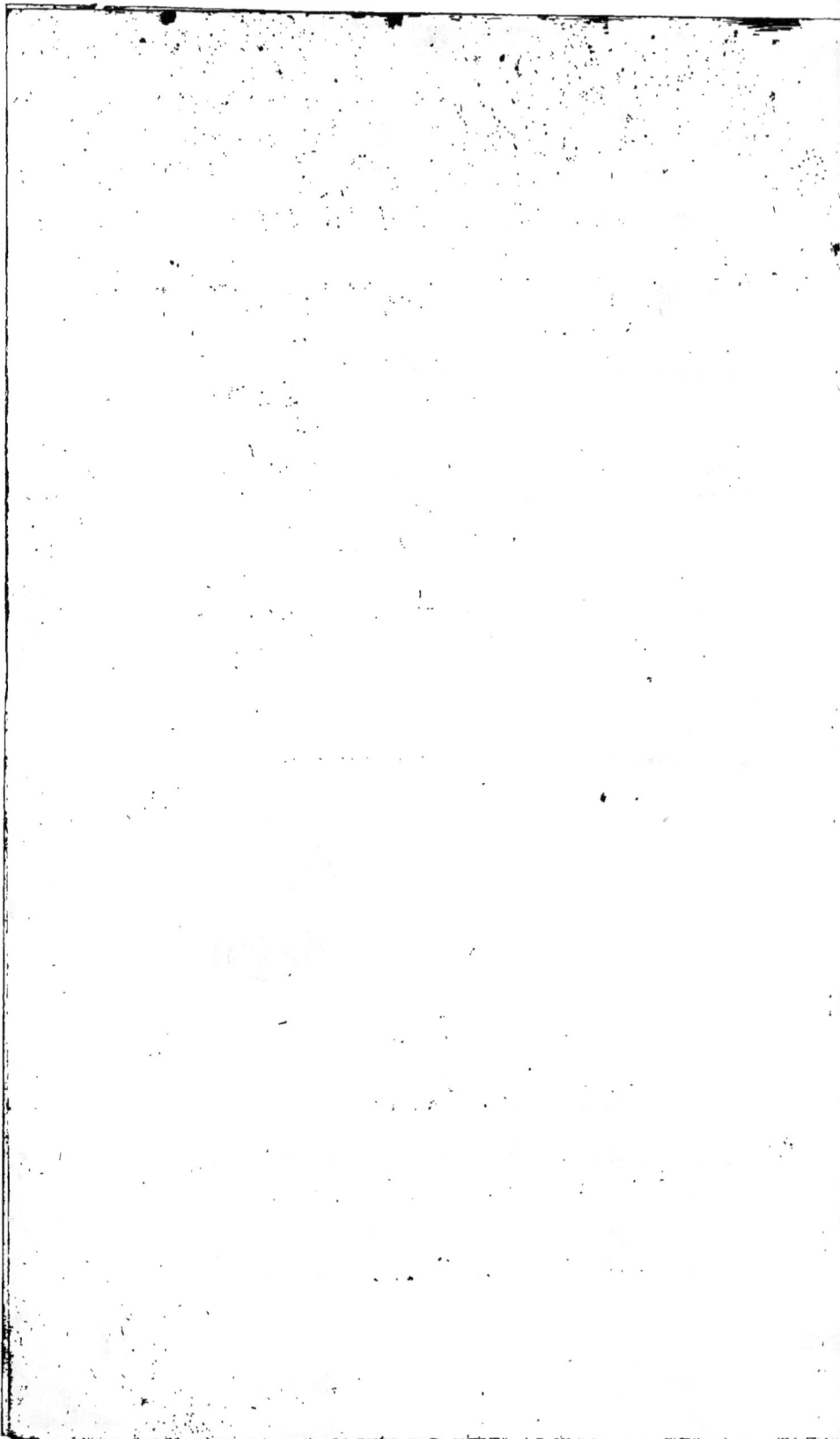

AVERTISSEMENT

Sur le sujet de la Publication de cet Ouvrage.

CE Mémoire ne devoit point être présenté au Public de cette maniere : je l'avois adressé à l'Académie Royale des Sciences ; plusieurs raisons m'engageoient à le soumettre à son jugement. Il contredit l'Ouvrage de M. Delamure sur le même sujet, que l'Académie a en quelque sorte adopté. Je croïois entrer dans ses vues, en lui proposant des faits nouveaux qui répandoient une grande lumiere sur cette question importante : à ces faits, je joignois mes raisonnemens. C'étoit à ce Corps respectable qui s'occupe avec tant de fuccès du progrès des Sciences, à apprécier mes efforts. Si l'Académie eût approuvé mon travail, il eût paru appuyé de fon fuffrage : fans cette autorité, il n'eût point été publié. Dans cette idée, j'attendois fa décifion.

M. Arthaud, autrefois mon difciple, vient de publier les Expériences qui fervent de fondement à mon Mémoire ; & dans fon Avertiffement, il m'accufe d'avoir employé dans ce Mémoire des matériaux qui ne m'appartenoient pas, & de m'être fervi des idées qu'il m'avoit communiquées. La gravité de cette imputation, le refpect dû à l'Académie, exigent que je me juftifie. Pour cela il fuffira d'expofer ma conduite, & de publier mon

Mémoire. C'eft au Public à me juger.

Dans le cours de mes Leçons de Phyfiologie de l'année derniere, en parlant de la Pulfation des Artères ; je rapportai , felon ma Méthode, les fentimens des Auteurs fur ce phénomêne. Je ne manquai pas d'expofer les idées de Weitbrecht & celles de M. Delamure dont le Mémoire venoït d'être publié, & dont j'avois eu connoiffance long-temps avant par M. de Guerre, l'aîné, Docteur en Médecine, lorfqu'il étudioit à Montpellier. Je fis connoître à mes Difciples la force des Objections de M. Delamure, contre la dilatation dont j'avois été partifan ; je prouvai en même temps que l'hypothèfe qu'il

propofoit ne fatisfaifoit pas à tous
les phénomènes ; enfin je détruifis,
autant que je le pouvois, par des raifonnemens , les explications pro-
pofées de la Pulfation , & j'avouai
que nous n'avions encore rien de
démontré fur cet objet ; je fis entrevoir un champ de découvertes à
faire , fi l'on examinoit la nature
dans les animaux vivans. M. Arthaud qui m'entendoit , n'avoit eu
jufques-là aucune connoiffance de
ce Problême phyfiologique ; il ne
connoiffoit que l'hypothèfe de la
dilatation : animé par mes follici-
tations , il chercha avec les autres
Etudians , le moyen de faire des
Expériences. J'étois averti toutes
les fois qu'on en faifoit ; je les di-
rigeois , & nous obfervions enfem-

ble ce que la nature nous préfentoit.

M. Arthaud qui paroiffoit le plus
zélé & le plus adroit, fe chargea de
la manœuvre ; je le priai auffi de
faire un Journal de nos Obfervations, j'en formois un de mon
côté : mais mon projet étant dès-lors
de lui donner ce fujet pour Thèfe
de Licence, je crus que c'étoit le
moyen de lui faire naître des idées.
Dans la fuite il imagina lui-même
des Expériences dont je fus témoin.
C'eft au milieu de ces Expériences,
qu'en nous affurant du défaut de dilatation, nous découvrîmes la vraie
caufe de la Pulfation : tous les faits
fe réuniffoient pour nous la faire
connoître. J'engageai pour lors M.
Arthaud à difcuter cette queftion :
an à dilatatione arteriarum Pulfa-

tio. Je lui communiquai l'ouvrage de
M. Delamure, qu'il ne connoiſſoit
que par ce que je lui en avois dit, &
par l'extrait du Journal de Médecine.
Je lui communiquai auſſi l'ouvrage
de Weitbrecht, & je lui indiquai les
autres ſources dans leſquelles il falloit puiſer. J'eſpérois que d'après
toutes nos réflexions, il ſeroit en
état de traiter convenablement cet
objet. Il eſt très-certain que pour
lors, je ne penſois pas à prendre
d'autre voie pour publier nos découvertes, & que je voulois en laiſſer
tout l'honneur à M. Arthaud; peu de
tems après il me remit ſon Manuſ-
crit, quoiqu'il m'eût aſſuré, en me
le remettant, que les Ouvrages de
tous les Auteurs ne méritoient aucune confiance : je ne trouvai point

dans le fien ce que j'attendois. Des idées vagues préfentées dans un ftyle obfcur, laiſſoient à peine entrevoir quelques faits mal détaillés; les principaux étoient oubliés ou préfentés fans ordre. La caufe de la Pulfation que nous avions difcutée tant de fois, n'étoit pas même expofée clairement. Je lui fis obferver ces défauts, je lui indiquai l'ordre qu'il falloit fuivre, & je l'engageai à travailler cette Thèfe avec plus de foin : fon amour-propre fut offenfé de cette repréfentation ; cependant il reprit fon Manufcrit, & me le rapportant deux jours après, il me préſſa d'une maniere malhonnête à le faire imprimer. Je ne pris plus la liberté de lui expofer les défauts de fon

Ouvrage : comme malgré quelques
corrections , il n'étoit pas encore
préfentable , je me chargeai de lui
donner la forme & le ftyle conve-
nables ; j'ai tâché dans le peu de
tems qu'il m'accorda , d'expofer
clairement , mais en abrégé , ce qui
auroit mérité une plus ample difcuf-
fion. Malgré cela , je ne me défiftai
pas de mon premier projet ; & ,
quoique la Thèfe fût pour la plus
grande partie , mon ouvrage , je laif-
fai à M. Arthaud le titre d'Auteur.
Je ne penfois pas que cette honnê-
teté lui ferviroit pour m'accufer ,
dans la fuite , de me faire honneur
de fes idées. Après fon départ ,
voyant que cette queftion n'étoit
pas traitée convenablement , & ne
voulant pas perdre le fruit de nos

travaux , je formai ce Mémoire que
je deſtinois d'abord à notre Académie ,& que j'envoiai enſuite à l'Académie Royale des Sciences. M.
Portal , nommé Commiſſaire pour
l'examiner , en rendit compte dans
une ſéance publique. Je reclame
ici le témoignage de ce célébre
Académicien qui a apprécié avec
une ſi grande exactitude les découvertes des Anatomiſtes de tous les
ſiécles. Il ſçait que dans ce Mémoire , j'avouois que M. Arthaud avoit
fait devant moi toutes les Expériences que je rapportois ; je faiſois
l'éloge de ſes talens ; je rapportois
d'après lui les Expériences qu'il
avoit imaginées ; enfin je lui rendois
la juſtice qu'il méritoit. On en ſera
convaincu en liſant le Mémoire :

malgré ce procédé, il me prodi-
gua dans plusieurs lettres, les inju-
res les plus outrageantes, je lui
répondis toujours honnêtement, &
je l'assurai que j'avois reconnu tout
ce dont je lui étois redevable. Cet
aveu auroit dû calmer la pétulance
de son amour-propre en le satisfai-
sant ; mais non content de ces in-
jures que je dédaignois parce qu'elles étoient ignorées, & que je ne
les méritois pas , il a cru acquérir
beaucoup de gloire, en publiant
ces Expériences, & en m'accusant
après quelques éloges inutiles, de
m'être approprié son travail & ses
idées. Il eut même la politesse de
m'en adresser un Exemplaire, en
me menaçant de nouvelles attaques;
quoiqu'il soit persuadé que ses Ou-

vrages font fans défaut : celui-ci an-
nonce par le ftyle & par les chofes
qu'il contient plus de zele que de
connoiffances & de réflexions. En
traitant de la fenfibilité , il n'a pas
même défini cette faculté de l'animal ; il n'a rien ajouté aux idées qu'il
a emprunté de quelques Auteurs ,
finon une divifion imaginaire &
ridicule des parties du corps hu-
main , à raifon de leur fenfibilité.
Dans fa Differtation fur la Pulfation des Artères , il n'ajoute rien à
ce que fa Thèfe contenoit ; il pré-
fente enfuite des faits ifolés , fans
liaifon & fans conféquences ; plufieurs circonftances effentielles font
oubliées. Voilà cependant les ga-
rants qu'il donne de fon accufation
contre moi ; j'efpere que le Public

impartial la jugera fans fondement
à tous égards : il verra que je n'ai
jamais fongé à m'arroger les travaux de M. Arthaud ; je n'ai pas
craint de partager avec lui la gloire
de la découverte ; il n'a pas même
tenu à moi qu'il en eût tout l'honneur. Quoique je l'euffe dirigé dans
ce travail , je l'exemptois de la
reconnoiffance , puifqu'en l'inftrui-
fant, je faifois mon devoir ; mais le
zele avec lequel je me fuis livré à
fon inftruction , auroit dû me mettre à l'abri d'une imputation auffi
injufte qu'injurieufe.

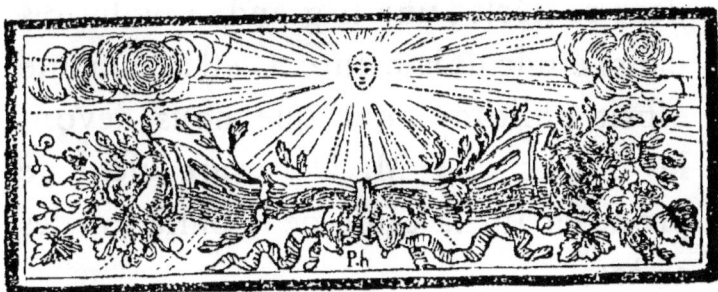

MÉMOIRE

SUR LA CAUSE

DE LA PULSATION

DES ARTÉRES.

L'AUTORITÉ n'eſt plus en Phyſique
un moyen de vaincre: une Obſervation
bien conſtatée , un fait bien vu , (fut-il
contraire à tout ce que le raiſonnement
enſeigne depuis pluſieurs ſiécles ; la cauſe
en fut-elle cachée & inconnue ,) répand
des doutes ſur les opinions les plus ac-
créditées , & renverſe les plus beaux ſyſ-
têmes enfantés par la théorie , ou fon-
dés ſur des Obſervations fautives. C'eſt
cet eſprit philoſophique qui a produit

dans ce fiécle, une fi grande révolution dans l'étude de la nature. C'eft à ce même efprit philofophique que nous devons les doutes que M. Delamure vient de propofer fur la caufe de la pulfation des artères.

Ce phénomêne a excité de tout tems l'attention des Phyficiens qui ont tenté le développement de l'économie anima-le. Les anciens dont les connoiffances étoient fort bornées dans cette Science, avoient fur cet objet des idées ridicules. La découverte de la circulation du fang fembloit avoir donné la folution la plus exacte de ce problême. Le fang, a-t-on dit, lancé dans la cavité des artères par la contraction du cœur, produit un écartement prompt & fubit des parois de l'artère, parce que la maffe du fang qui y eft contenu, en réfiftant à fon paf-fage, le fait réagir latéralement. Cette explication paroiffoit d'autant plus vraie, que l'on attribuoit une figure conique à ces artères qui par-là formoient un obftacle

obftacle continuel au fang. Dès que là contraction du cœur a ceffé, l'artère ne recevant plus de fang nouveau, fe ref-ferre par fon élafticité, & reprend fon diamétre qui fera forcé dans l'inftant fuivant par une nouvelle onde de fang. Cette théorie du pouls fembloit un prin-cipe dont on ne pouvoit s'écarter, & on en déduifoit une explication avanta-geufe de la plûpart des fonctions de l'économie animale.

Quelques Phyfiologiftes oferent dou-ter de cette dilatation, parce que les expériences faites fur les animaux vi-vans ne la démontrent pas. D'autres pré-tendirent que l'artère ne fe dilate pas dans tous les fens ; que fi un de fes diamétres augmente, l'autre diminue, c'eft-à-dire, qu'elle devient elliptique.

Weitbrecht trouva par le calcul que l'effet fuppofé n'étoit pas en proportion de fa caufe ; que deux onces de fang chaffé dans la cavité des artères, ne fuf-fifoient pas pour les dilater auffi fen-

B

fiblement qu'on le fuppofoit. Ces doutes ne purent pas encore détruire la théorie reçue de la pulfation. Enfin le célébre M. Delamure a publié un Mémoire
dans lequel il démontre que l'hypothèfe
de la dilatation eft infuffifante pour expliquer la Pulfation des Artères , & lui
en fubftitue une autre qui lui a paru plus
vraifemblable. Quoique, frappé des raifonnemens & des expériences de ce Phyficien , j'aie voulu me convaincre , en
interrogeant la nature ; voulant d'ailleurs
donner à mes Difciples le goût de l'expérience , je leur faifois entrevoir le
moyen de découvrir le peu de fondement
d'une théorie foutenue fi conftamment ,
& que j'avois moi-même adoptée: ils ont
répondu avec empreffement à mes vues,
& nous avons facrifié à nos recherches ,
un grand nombre d'animaux dans le
cours de cette année. M. Arthaud , Etu-
diant zélé & inftruit , a manœuvré fous
mes yeux , toutes ces expériences avec
la plus grande adreffe.

J'expoferai d'abord les faits que la nature nous a offerts, & j'en tirerai enfuite des réfultats qui nous conduiront à une connoiffance sûre de la Pulfation des Artères. Si dans la premiere partie je differe de M. Delamure, c'eft la nature qui m'y a forcé. Quant à la feconde, c'eft aux Sçavans à décider fi j'ai mieux faifi que lui la vraie caufe d'un phénomène mal expliqué jufqu'à préfent. Je fuis prêt à abandonner mon fentiment, fi M. Delamure ou quelque autre Phyficien me fait voir qu'il eft appuyé fur des principes faux ou douteux. J'ai cherché la vérité : voilà mon feul but.

Premiere Expérience du 21 *Décembre*,

SUR UN CHIEN.

Par une feĉtion confidérable, M. Arthaud ouvrit le côté gauche de la poitrine pour voir les mouvemens de l'aorte; j'obfervai fon action pendant plufieurs minutes; je ne vis ni dilatation,

ni conftriction. A chaque fyftole du
cœur l'artère aorte fe foulevoit principalement auprès de la croffe, & faifoit un mouvement très-prompt, mais
il étoit commun à tout le corps de
l'artère & non particulier aux parois. En
appliquant légérement le doigt fur cette
artère, je fentois la colonne du fang
paffer dans fa cavité, mais je ne voyois
les parois s'éloigner & fe rapprocher
alternativement.

II. *Expérience, du 2 Janvier,*

SUR UN CHIEN.

M. Arthaud mit à nud avec beaucoup
de peine l'artère crurale de la longueur
de deux pouces, & j'obfervai fi j'apper-
cevrois quelque action des parois de
l'artère; je ne vis abfolument rien qui
approchât de la fyftole ni de la dyaftole.
En appliquant le doigt, je fentois un
mouvement d'impulfion fimultané avec
la contraction du cœur. Il fit enfuite à
la poitrine une fection femblable à celle

de l'expérience précédente : l'animal res-
piroit encore par le côté droit qui n'é-
toit pas ouvert ; j'examinai tout le trajet de l'aorte dans la poitrine ; & je me
suis convaincu de nouveau qu'il n'y a
point de dilatation, je voyois un mouvement de secousse , mais le diamétre
n'augmentoit pas.

III. *Expérience , du 12 Janvier ,*

Sur un Chien.

Après avoir ouvert la poitrine comme
dans les expériences précédentes,& avoir
relevé le poumon ; j'observai l'aorte ; je
vis de nouveau un mouvement imprimé
au corps de l'artère à chaque contraction du cœur , mais je ne vis aucune
dilatation. Je serrai fortement l'aorte
avec deux doigts , on ne sentoit plus
de imouvement au-dessous de la com-
pression, mais à chaque contraction du
cœur , je sentois une compulsion contre les doigts qui serroient l'aorte.

I V. Expérience, du 14 Janvier,

On découvrit à un Chien très-vigou-
reux l'artère crurale de la longueur de
deux pouces : tous les spectateurs ap-
percevoient, comme moi, un mouvement senfible, mais personne ne voyoit
de dilatation ni de conftriction. On lia
cette artère; on la ferra exactement;
elle n'avoit plus de mouvement au-
deffous de la ligature, mais il étoit fort
fenfible au-deffus. On ouvrit enfuite
le bas-ventre, & ayant mis à découvert
l'aorte ventrale, nous n'y apperçûmes
qu'une fecouffe très-légere ; mais aucune dilatation ni conftriction. Les ramifications des artères mézentériques formoient un réfeau qui avoit un mouvement vif & correfpondant à celui du
cœur, mais elles n'offroient aucune dilatation : ce mouvement étoit plus ap-
parent dans les endroits où ces vaiffeaux
formoient des courbures. En féparant
l'artère émulgente du tiffu qui l'entou-

roit , elle avoit à chaque syftole du cœur un petit mouvement ; mais en appliquant un compas avec l'attention la plus exacte , nous ne pûmes découvrir aucune dilatation ; on ouvrit enfuite la poitrine , & la vigueur de l'animal nous permit encore de confidérer les mouvemens de l'aorte qui , malgré fa groffeur, ne fit voir aucune dilatation. Quand je la ferrois avec deux doigts , on ne fentoit aucun mouvement au-deffous de la compreffion , & le mouvement recommençoit quand je lui réndois la liberté. L'animal étant mort , on fit une ouverture à l'artère crurale : enfuite quand on ferroit avec vivacité le cœur de l'animal dans la main , le fang fortoit par l'ouverture , en faifant un jet parabolique.

V. *Expérience, du 22 Janvier,*

Sur un Chien.

Ayant fait une ouverture au bas-ventre, M. Arthaud découvrit l'aorte ventrale; je n'y voyois aucun mouvement,

& en appliquant le doigt, je fentois une
impulfion à chaque contraction du cœur,
le foulévement des artères du méfentere
étoit très-fenfible. Ayant ouvert la poitrine, il me fembloit voir les parois de
l'aorte réagir près de la croffe , dans le
tems de la relaxation du cœur; ce mouvement ne paroiffoit point du tout au-delà
de la croffe. Dans toutes ces expériences,
je me fuis convaincu de la fimultanéité de
la fyftole du cœur & du mouvement des
artères : enfin l'animal étant mort, j'ou-
vris l'aorte ventrale, & chaque fois que
je ferrois le cœur entre les mains , le
fang faifoit dans le même inftant un jet
parabolique par cette ouverture.

VI. *Expérience, du 26 Janvier,*

Sur un petit Chien.

Ayant ouvert le bas-ventre, l'aorte
étoit immobile, cependant en la preffant
avec le doigt, on fentoit une impulfion
fimultanée avec la contraction du cœur,
on voyoit très-diftinctement battre les

artères du méfentere , principalement
dans les endroits où elles formoient
des courbures. Ayant ouvert la poitrine,
l'aorte parut encore avoir près de fa croffe
un mouvement de réaction. J'en déta-
chai une partie du tiffu cellulaire qui la
fixoit, & la foulevant fur mon doigt , je
fentois à chaque battement du cœur une
impulfion dans le canal , mais je n'ap-
perçus aucune dilatation. L'animal étant
mort depuis quelques minutes, on fit une
ouverture à l'artère crurale ; en ferrant le
cœur avec la main , le fang fortoit par
jet de cette ouverture, jufqu'à ce que le
canal fût évacué.

VII. Expérience , du 1er Février,

SUR UN CHIEN D'UNE GRANDE TAILLE,

Ayant ouvert le bas-ventre, on mit
à découvert tout le trajet de l'artère aorte dans cette cavité; on n'appercevoit
qu'une fecouffe très-légere de tout le
corps de ce vaiffeau , tandis que les petites artères répandues fur la furface des

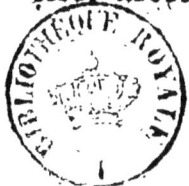

inteſtins & du méſentere ; avoient des battemens très-ſenſibles & ſimultanés à la contraction du cœur, mais ſans aucune dilatation ; enſuite ayant ouvert la poitrine, l'artère aorte avoit un ſoulévement marqué près du cœur & de ſa croſſe ; mais il diſparoiſſoit dans le reſte du canal ; après avoir lié cette artère en deux endroits, on n'a vu aucun mouvement dans l'intervalle des ligatures.

VIII. Experience, du 10 Février,

SUR UN CHEVAL.

Malgré la multiplicité & la certitude de nos Expériences, j'examinai qu'en les répétant ſur de grands animaux, les réſultats ſeroient plus faciles à ſaiſir; mes diſciples prirent pour cela un cheval d'une grande taille, & ayant beaucoup de force. Après l'avoir aſſujetti pour nous rendre maîtres de ſes mouvemens, M. Arthaud découvrit l'artère carotide de la longueur de trois pouces, il n'a pu faire cette opération ſans mettre à

découvert la veine jugulaire. Ce vaiſ-
ſeau avoit un mouvement d'ondulation
bien marqué, & qui correſpondoit à
celui de la reſpiration ; l'artère n'offroit
aucune dilatation, quoiqu'elle fût d'un
diamètre conſidérable : je l'embraſſai
exactement entre les deux branches d'un
compas ; nous ne vîmes point les parois
s'en éloigner, ou s'en approcher dans
la ſyſtole ou dans la dyaſtole du cœur.
En appliquant le doigt, on ſentoit à
chaque pulſation du cœur une impulſion. Je priai des ſpectateurs non prévenus & ignorant même la queſtion, de
nous dire ce qu'ils voyoient ; tous aſ-
ſurerent unanimement qu'il n'y avoit
aucune dilatation ; on remarqua ſeulement un ſoubreſault très-léger du corps
de l'artère, accompagné d'un tiraillement alternatif du cœur vers la tête, &
de la tête vers le cœur. La tranquillité
de l'animal nous permettant de jouir
long-temps de ce ſpectacle, & de varier nos Expériences, M. Arthaud ima-

gina d'y appliquer deux bouts de bois enfilés fupérieurement dans un fil d'ar-chal , de maniere que les deux extrêmi-tés appliquées fur l'artère , ne pouvöient s'éloigner l'une de l'autre , de la moindre quantité , fans que les deux fupérieures ne fe rapprochaflent confidérablement à caufe de leur longueur ; ce moyen ne nous fit encore voir aucune dilatation ; il détacha l'artère carotide du tiffu cellulai-re qui la fixoit ; & en la foutenant fur le doigt , je fentois une impulfion à chaque contraction du cœur : fi j'appliquois un autre doigt fupérieurement , l'impulfion étoit plus forte en deffus qu'en deffous , fur-tout quand le vaiffeau étoit plus cour-bé. Je ferrai enfuite fortement cette artère entre les deux doigts ; elle fe défemplif-foit au-deffous de la compreffion , fans cependant s'affaiffer tout-à-fait , & je fentois à chaque contraction du cœur une impulfion.

Je fis enfuite deux ligatures , nous n'apperçûmes aucun mouvement dans l'intervalle, ni au-deſſous des ligatures ; mais il étoit fort ſenſible au-deſſus. Après avoir joui long-tems de ce ſpectacle, on ouvrit le bas-ventre : l'aorte qui avoit un diamétre très-conſidérable, ne nous offrit aucune dilatation ; quoique le cœur fît encore des mouvemens très-violens. En empoignant cette artère, on ſentoit l'impulſion du ſang qui la ſoulevoit : les artères de l'eſtomac & des inteſtins démontroient évidemment le défaut de dilatation ; on voyoit une agitation de tout le corps de l'artère ; ſur-tout dans les flexuoſités, mais abſolument aucune diſtenſion ni conſtriction des parois.

IX. Expérience, du 6 Mai,

SUR UN CHIEN D'UNE GRANDE TAILLE.

Nous avons découvert l'artère crurale ; on ne voyoit aucun mouvement, quoiqu'en appliquant le doigt ſur l'artère, on ſentît une impulſion : après avoir mis à découvert l'aorte ventrale ,

nous avons vu un mouvement de fecouffe fans dilatation ni conftriction
des parois : cette artère étant liée en deux
endroits, l'intervalle des ligatures n'avoit
aucun mouvement ; on fentoit à chaque
contraction du cœur une impulfion très-
forte contre la ligature fupérieure. Ayant
ouvert la poitrine, l'artère aorte avoit
un mouvement très-fenfible près de la
croffe , mais fans dilatation ni conftriction.

X. Expérience , du 14 Mai,

SUR UN CHEVAL.

En comparant les réfultats de nos Expériences à celles de M. Delamure, je
trouvois tant de différence, que me dé-
fiant de moi-même, je réfolus de les répéter encore fur un cheval pour les mettre dans la plus grande évidence. M.
Arthaud découvrit d'abord l'artère carotide de la longueur de trois pouces ; un
petit rameau qui en fortoit pour fe porter au larinx, faifoit un faut à chaque

pulſation du cœur ; comme il formoit pluſieurs tortuoſités , il les détruiſit en le détachant du tiſſu cellulaire ; pour lors on ne voyoit plus ce mouvement d'élévation. Nous examinâmes enſuite la carotide ; tous les ſpectateurs furent convaincus avec moi , qu'il n'y avoit point de dilatation ; elle avoit ſeulement ce mouvement dont nous avons parlé à l'Expérience VIII. J'appliquai de nou-veau le compas , je faiſois toucher lé-gérement à une de ſes branches la ſur-face de l'artère , & je laiſſois un très–pe-tit intervalle entre l'autre branche & l'artère , pour pouvoir ſaiſir & calculer la dilatation : tous mes efforts furent inu-tiles , je ne vis ni dilatation ni conſtric-tion ; les réſultats des ligatures & de l'e-xamen de l'artère aorte , furent abſolu-ment les mêmes que ceux de l'Expé-rience VIII. Nous ne vîmes aucun mouvement dans l'intervalle des ligatu-res , & l'aorte ne nous offrit encore au-cune dilatation. Les artères de l'eſtomac ,

du méſentere & des inteſtins , avoient
un ſoubreſaut très-ſenſible, ſur-tout dans
les endroits où elles formoient des courbures & des angles. En ſoutenant entre
deux doigts une de ces artères détachée,
on ſentoit à chaque contraction du
cœur, l'impulſion au-deſſus & au-deſſous.

Toutes ces Expériences méritent la
confiance des Phyſiciens ; elles ont été
faites avec un préjugé contraire à ce
que nous avons découvert, ou dans une
indéciſion qui laiſſoit un accès libre à
la vérité : elles ont été répétées un grand
nombre de fois, avec la plus grande attention, & nous oſons aſſurer ceux qui
les réitéreront, que, quelque prévenus
qu'ils ſoient, ils ſeront convaincus,
comme nous, du défaut de dilatation &
de contraction des parois des artères,
ou ils la réduiront à un infiniment petit qui la rend inſenſible & ſans effet :
dans ce cas , nous ſerons auſſi auto-
riſés à la nier , qu'eux à la ſoutenir.

II

Il est donc inutile de recourir à des raisonnemens pour détruire cette dilatation supposée, puisque la nature parle aussi clairement. Les plus grandes autorités ne sont d'aucun poids contre ces témoignages : M. Delamure a d'ailleurs réuni dans ce genre les preuves les plus fortes & auxquelles on ne peut rien ajouter. L'anatomie a démontré que les artères n'ont point une figure réellement conique, mais qu'elles diminuent seulement en raison des rameaux qu'elles donnent. Il ne reste plus aux Partisans de la dilatation que la loi reconnue des fluides qui, en parcourant un canal dans lequel ils trouvent un obstacle, doivent réagir sur les parois & les distendre, si elles ont une certaine flexibilité. Ce principe qui donnoit de la vraisemblance à leur sentiment, ne prouve rien contre les faits; d'ailleurs, pour l'appliquer, il faudroit démontrer que cet obstacle est réel, & qu'il est assez fort pour que la réaction qui en

réfulte fuffife pour diftendre les parois
de l'artère ; ce qui eft très-incertain , à
raifon du mouvement très-rapide du
fang & de la folidité de ces parois. La
ligature même y occafionne peu de tu-
meur. On objectera auffi inutilement
que les artères font fixées de maniere à
ne pouvoir être dérangées de leur place,
& que dès qu'on y voit du mouvement ,
ce ne peut être qu'une dilatation. Nous
renvoyons avec M. Delamure à l'examen
de ce qui fe paffe dans l'animal vivant ,
pour fe convaincre du déplacement fenfible des artères ; mais on verra que ce
déplacement n'eft pas général , & que la
plûpart reftent immobiles. Cependant ,
en appliquant le doigt fur une artère
quelconque d'un animal vivant , onfent
à tous les points de fa circonférence une
percuffion fimultanée avec la contraction
du cœur. Cette vérité reçue par tous les
Phyfiologiftes eft contraire à une Expérience de M. Delamure. Si l'on détache,
dit-il , une artère des parties environ-

nantes, & qu'on la foutienne fur fon doigt, on ne fent pas le battement en-deffous. J'ai répété un grand nombre de fois la même Expérience; je l'ai variée d'une infinité de manieres; je l'ai fait répéter par les Etudians & par les Spectateurs, nous avons toujours fenti la pulfation dans tout le tour de l'artère, fans qu'on puiffe l'attribuer à fon abaiffement.

Puifque l'Expérience réuffiffoit auffi fur celles qui étoient immobiles, & que celles qui étoient mobiles, frappoient en fe déplaçant.

Sans chercher la caufe de cette différence, j'inviterai M. Delamure & les autres Phyfiologiftes à répéter ces Expériences: ils reconnoîtront, comme nous, que fi l'artère eft courbée, la pulfation eft plus forte en-deffus qu'en-deffous de la courbure. La queftion fe réduit donc à fubftituer à la dilatation fuppofée une explication vraie de la percuffion que l'on fent en appliquant le doigt fur les

artères d'un animal vivant , & à trouver
la caufe du déplacement fenfible de quel-
ques-unes de ces artères.

Tous les Phyfiologiftes ont confondu
ces deux phénomènes , & les ont identi-
fiés , quoiqu'ils foient très-diftincts , il
eft conftant que les artères qui font fans
flexuofités ni courbures paroiffent ordi-
nairement immobiles , ou n'ont qu'une
très-legère fecouffe. L'illuftre M. de
Haller qui , par un nombre infini d'Expériences , & par une érudition immen-
fe a porté la phyfiologie au plus haut
degré de perfection , a vu fouvent manquer le mouvement fenfible de l'artère.
*Vid. Elem. phyfiol. l. 6 , fect. 2, tom. 2,
pag. 238.* Il l'attribue à la foibleffe de
l'animal ou à la coagulation du fang :
cependant nous avons vu le déplacement
très-fenfible dans des animaux qui fouf-
froient depuis long-tems, & qui avoient
perdu la plus grande partie de leur fang;
nous l'avons vu manquer dans quelques
artères d'autres animaux qui n'en avoient

point encore perdu, & qui avoient très-
peu souffert. Dans le même animal le
déplacement est sensible dans les unes, &
ne paroît pas dans les autres. Je puis même assurer que dans l'animal le plus foi-
ble, jusqu'à sa mort parfaite, on voit
les petites artères du mésentère se déplacer à chaque contraction du cœur. Si l'on
replie une artère qui étoit droite, le déplacement devient sensible, quoiqu'il
ne le fût pas précédemment, & réciproquement il s'efface dans une artère courbée que l'on rend droite. C'est donc de
la direction que dépend ce déplacement;
mais par-tout, en appliquant le doigt,
on sent une pulsation. Ce n'est que d'a-
près la distinction exacte de ces deux
phénomènes que nous pourrons en déterminer la cause.

Weitbrecht qui, par la réflexion seule,
avoit senti la fausseté de l'hypothèse reçue par tous les Physiologistes, ne s'est
pas expliqué clairement, & en réfutant
cette hypothèse, il paroît encore y adhé-

rer : il faut le juger d'après ses expref-
sions. *Id igitur quod pulsare sentimus*,
non est nisi arteria, toto loco suo mota
& digito exploranti propriùs applicita....
quibus rite perpensis favet apprimè, ipsa
arteriarum figura quæ tortuosis suis fle-
xionibus ubique mirè se insinuant, & in
quas irruptio sanguinis potissimùm fieri
debet. Quando igitur sanguis in arteriam
intruditur, canalis turgescit, & figuram
aliam induit ; si verò pulsum exploras,
non putandum est diametrum canalis cre-
visse, sed potiùs totum vas translatum
est, & vicissim quando vas iterum restitui-
tur, in situm denuò transfertur. Comment. Acad. imp. Petrop. tom. 7, p. 316.
C'est donc, selon lui, un mouvement
alternatif : une élévation & un abaisse-
ment de tout le corps de l'artère , *reci-*
proca arteriæ translocatio. Il assure ensuite que le vaisseau est dilaté , & il cal-
cule cette dilatation : *Non igitur erramus*
si differentiam diametrorum canalis arte-
riosi contracti & dilatati, uni lineæ æqua-

lem ponamus. Vid. L. C. Il admet une
dilatation & en même tems un mouvement de tout le corps de l'artère produit
par l'irruption du fang ; il touchoit à la
vérité , mais en la rencontrant , il s'en
eft écarté , ou elle s'eft déguifée à fes
yeux , parce que les Expériences ne lui
avoient pas fourni les moyens de s'op-
pofer ouvertement au préjugé reçu.

M. Delamure, en réfutant les idées de
Weitbrecht, ajoute des réflexions & des
expériences qui détruifent abfolument
toute idée de dilatation pour l'explication de la pulfation. Ce mouvement,
felon lui, eft produit par le déplacement
du corps de l'artère : le vaiffeau fe fouleve au même inftant qu'il frappe le
doigt. Pour trouver, dit-il , la caufe de
ce phénomène , on auroit dû faire attention à l'analogie qui fe trouve entre la
pulfation du cœur & celle des artères :
le cœur fe déplace, comme fçavent les
Phyfiologiftes , en fe contractant, &
fait un mouvement de converfion qui

C iv

rapproche fa pointe des côtes. En fe déplaçant, il déplace auffi les artères qui y tiennent: de-là le mouvement des artères eft fimultané avec celui du cœur, & il en dépend, puifque les artères féparées du cœur ne battent jamais, au lieu que le tout féparé des artères, fe contracte encore.

L'analogie que M. Delamure fuppofe entre la pulfation du cœur & celle des artères, paroît peu fondée: le cœur, en fe déplaçant, fe contracte & chaffe hors de fa cavité le liquide qu'il contient, fa pointe fe releve, parce qu'elle eft libre & flottante dans la cavité du péricarde. On ne peut appliquer ce raifonnement aux artères qui, en fe déplaçant, reçoivent de nouveau fang, & qui font arrêtées dans toute leur étendue. On peut encore moins fuppofer une force propre à l'artère, qui foit mife en jeu par le mouvement du cœur. M. Delamure eft bien éloigné de fe prêter à de telles hypothèfes; mais il imagine que la poin-

te du cœur, en se relevant, releve aussi
les artères, parce qu'elles sont douées
d'une certaine rigidité ou tension qu'il
appelle *force tonique*, & qu'il fait dé-
pendre de la plénitude de l'artère, de la
pression latérale & de l'influence des es-
prits animaux ; nos Expériences nous
ont fourni plusieurs objections contre
cette explication ingénieuse : nous les
proposerons à M. Delamure avec la dé-
fiance & les égards dûs à ses talens.

Dans la systole, la pointe du cœur se
releve & s'éloigne de la colonne vertébrale ; de-là suit une légere extension
des parois des vaisseaux voisins qui peuvent céder : ensuite le cœur cessant d'agir,
il donne entrée au sang qui remplit ses
ventricules ; sa pointe tombe par son propre poids, & se rapproche de la colonne
vertébrale. Ce dernier mouvement se fait
plus lentement, & les vaisseaux voisins
relâchés reprennent leur tension naturel-
le : tel est le vrai effet du mouvement de
conversion du cœur sur les vaisseaux.

Ce n'eft, en l'appréciant au jufte, qu'un tiraillement alternatif, non-feulement des artères, mais des veines qui avoifinent le cœur, il ne paroît pas au-delà du diaphragme, dans les vaiffeaux inférieurs, ni au-delà de l'entrée dans le tronc dans les vaiffeaux fupérieurs. Ce mouvement n'eft point analogue à celui de la pulfation. La foibleffe des veines n'eft pas une raifon qui les empêche d'obéir à ce mouvement ; au contraire, il femble qu'elles doivent céder plus facilement. D'ailleurs, le déplacement du cœur n'eft que l'effet de l'impulfion du fang lancé avec impétuofité hors des ventricules contre les parois de l'aorte & de quelque portion qui reflue dans les oreillettes. Ainfi dans le fentiment de M. Delamure, il faudroit recourir à l'effort du fang contre les parois de l'aorte, pour expliquer le foulévement de toutes les artères ; puifque cet effort eft lui-même la caufe du déplacement. M. Delamure n'explique pas comment

le tiraillement, produit par la conversion du cœur, peut porter son action
jusques dans les plus petites ramifications enveloppées du tiffu cellulaire du
méfentère, ou dans d'autres artérioles
plus éloignées, & les relever fenfiblement. Pourquoi ce déplacement eft-il
plus fenfible dans les petites artères,
quand elles ont des flexuofités & des
courbures, que dans les gros vaiffeaux
qui ont une direction droite ? Si cette artère a une direction perpendiculaire au
cœur, comment fe fera ce foulévement ?
Enfin ce foulévement ne rend pas raifon
de la percuffion que l'on fent à chaque
contraction du cœur, en appliquant les
doigts en-deffous, & aux parties latéra-
les d'une artère fixée dans fa place, &
qui eft immobile ; expérience dont je
me fuis affuré un grand nombre de
fois.

La rigidité ou force tonique n'eft
point une caufe fubfidiaire néceffaire
pour la pulfation : fi on détache une

artère du tiſſu cellulaire qui la fixe, &
qu'on lui faſſe faire des courbures, ſon
mouvement eſt plus ſenſible que celui
d'une artère retenue dans ſa ſituation
natürelle & ſans courbure. Les artères
des membres paralyſés, & qui n'ont plus
de force tonique, conſervent la pulſation. En ſerrant avec force le cœur d'un
animal mort depuis peu de tems, on fait
paſſer le ſang dans les petits vaiſſeaux,
on le fait jaillir, & on renouvelle la pulſation. On excite la pulſation, & même
le ſoulévement dans des canaux flexibles que l'on fait communiquer avec les
artères. Ce n'eſt donc pas du déplacement du cœur, joint à la force tonique,
que dépend le déplacement des artères ;
ce n'eſt pas même du déplacement des
artères, que dépend eſſentiellement la
pulſation que l'on ſent en appliquant le
doigt, puiſqu'elle exiſte quelquefois
ſans déplacement (*a*).

_____

(*a*) M. Portal trouve dans la diſpoſition du cœur de
nouvelles raiſons pour ne point admettre ce déplacement

Pour déterminer la cause de ces deux phénomènes, il faut chercher par les expériences ce qui les produit conſtamment, & ce qui les anéantit. Or l'expulſion du ſang hors des cavités du cœur, la liberté de ſon paſſage, la continuité des rameaux & du tronc artériel, ſont des circonſtances indiſpenſables pour leur exiſtence ; dès qu'une de ces circonſtances manque, la pulſation ceſſe ; ſi l'ar-

---

général des artères. Je ne crois pas, me marque-t-il, que le cœur, en ſe déplaçant, déplace auſſi le ſyſtême artériel : au contraire, je crois qu'on peut démontrer que les mouvemens du cœur ne peuvent ſe tranſmettre aux parties qui ſont hors du péricarde. Le cœur n'eſt point ſuſpendu dans la cavité du péricarde par les vaiſſeaux ſanguins, comme pluſieurs Anatomiſtes l'ont avancé, mais il poſe ſur le diaphragme comme ſur un plan immobile, car la partie tendineuſe du diaphragme ne ſe meut preſque pas, & les portions des artères & des veines qui s'abouchent avec les ventricules & les oreillettes du cœur ſont très-lâches, le haut du péricarde eſt fixé. Comment donc le mouvement du cœur ſe tranſmettroit-il juſqu'aux dernieres artérioles ? Il ſemble que le péricarde eſt placé de maniere à intercepter la communication des mouvemens du cœur au ſyſtême artériel. Ce raiſonnement vaut une démonſtration.

tère eſt liée de maniere que le paſſage
du ſang ſoit intercepté, la pulſation ceſſe
au-delà de la ligature, elle ſe renouvelle
dès qu'on ôte la ligature.

Cette premiere vérité eſt un fait in-
conteſtable obſervé conſtamment dans
toutes nos Expériences, & par tous ceux
qui nous ont précédé: c'eſt cependant en
niant ce fait, que M. Delamure éleve
ſon ſyſtême, mais il n'a pour l'appuyer
qu'une Expérience dont il n'a pas été
témoin, & quelques autres qui ont eu
un ſuccès fort douteux. Il a vu, comme
nous, l'artère devenir flaſque au-deſſous
de la ligature, & perdre ſon mouvement. Comment d'après cela, a-t-il pu
prendre pour principe que le ſang pouſ-
ſé dans le ſyſtême artériel, n'eſt point la
cauſe des battemens ou pulſations de
l'artère? Si en liant l'artère, on n'inter-
cepte pas le paſſage du ſang, la pulſation
ſubſiſte au-delà de la ligature. Pour nous
en convaincre, nous avons introduit
dans l'artère aorte un tube de fer blanc,

de même diametre qu'elle ; nous l'avons liée fortement fur ce tube ; & nous avons fenti la pulfation au-deffous de la ligature. Nous avons ajouté à cette Expérience des circonftances remarquables. M. Arthaud a attaché à chaque extrémité d'une portion d'inteftin de poule de la longueur d'un pied, un tube de fer blanc, tout le canal avoit à peu-près le diametre de l'artère aorte d'un gros chien deftiné à l'Expérience. Il introduifit, avec beaucoup d'adreffe, un de ces tubes dans l'artère aorte, & l'autre dans la veine cave, en faifant fur ces tubes des ligatures. Par ce moyen, il établiffoit une communication immédiate entre l'aorte & la veine cave. Dans le moment, nous vîmes le fang paffer avec force dans le canal de communication ; à chaque contraction du cœur, ce canal avoit un mouvement comme une artère ; en y appliquant le doigt, on fentoit une pulfation, on le voyoit fe déplacer fenfiblement près des courbures. Enfin,

jusqu'à la mort de l'animal qui vécut af-
fez long-temps dans cet état , on vit fub-
fifter un mouvement fimultané avec celui du cœur. La veine cave n'avoit pas
le même mouvement , ou du moins il
étoit très-peu fenfible. Nous avons enfuite imité l'impulfion donnée au fang
& à l'artère par le cœur. M. Arthaud a
pris les inteftins d'une poule qui avoient
environ deux pieds de longueur , après
les avoir vuidés & nettoyés , il a adapté,
au moyen d'un petit tube de fer-blanc,
à l'une & l'autre extrêmité , une veffie
de veau remplie d'eau. En appliquant
le tout fur une table , fi on ferroit une
de ces veffies, on voyoit le long du
canal un mouvement femblable à celui
d'une artère ; en appliquant le doigt ,
on fentoit la pulfation ; quand le canal
étoit droit , on voyoit une très-légere
fecouffe ; mais quand il faifoit des courbures , le déplacement étoit fenfible près
des flexuofités : enfin , il fembloit tout-
à-fait voir une artère fe mouvoir à
chaque

chaque contraction du cœur, mais fans aucune dilatation.

Tous ces faits réunis démontrent invinciblement que la pulfation eft due à une force portée par l'action du cœur, le long du canal artériel. Cette force eft l'action du fang, c'eft à cette caufe qu'il faut recourir avec les Partifans de la dilatation; ils ne fe font trompés que fur la maniere dont elle agit, & parce qu'ils ont voulu foumettre les Expériences à leur théorie : féduits par leur principe, ils ont cru que le mouvement de la pulfation ne pouvoit être qu'une dilatation. Pour fubftituer la vérité à l'erreur, il n'a fallu que reconnoître la vraie nature de ce mouvement, & acquérir une connoiffance exacte du fujet.

Le cœur, en rélferrant fes parois avec violence, preffe le fang qui eft contenu dans fes ventricules; ce fang preffé, s'échappe par l'ouverture artérielle qui eft libre, foit dans le ventricule droit, foit dans le ventricule gau-

D

che. En s'échappant, il communique son mouvement à celui qui est contenu dans la cavité de l'artère, & il le pousse en avant. La continuité, non interrompue de la colonne, fait que l'impulsion se porte dans l'instant depuis le cœur jusqu'à l'extrémité des vaisseaux, & parcourt tout le système artériel. Il est inutile de discuter si c'est un mouvement de pression ou de percussion. Dans la percussion, l'effort est instantané, & dans la pression il est continu. Cela se réduiroit à sçavoir si tout le sang sort en même temps du ventricule, & frappe d'un seul coup le sang contenu dans l'artère; l'Expérience ne peut décider cette question. Il paroît cependant qu'il faut un intervalle de temps pour la constriction des parois, mais cet intervalle est insensible par son extrême petitesse. Il ne faut qu'avoir considéré le mouvement du cœur dans l'animal vivant, & l'avoir tenu dans la main pendant sa contraction pour être convaincu que ce mouvement se fait avec la plus grande violence & la plus grande célérité. Ce font ces Obfervations décifives qui doivent diriger en phyfique, & non pas des raifonnemens fubtils qui prouvent prefque toujours qu'on fe trompe. La contiguité que M. Delamure fuppofe entre le fang du ventricule & celui des artères, eft rompue par la grande valvule triglochine du côté droit, & par la grande valvule mitrale du côté gauche; elles s'appliquent fur les orifices artériels ; quand le fang entre dans les ventricules, & elles fe relevent dans la contraction. De plus, il eft conftant que fi le fang étoit pouffé dans les artères par une preffion égale & continue, on n'appercevroit aucun mouvement de pulfation : M. Delamure s'en eft convaincu lui-même par une Expérience. La pulfation eft donc produite par cette preffion vive & momentanée ; parce qu'elle ceffe & recommence alternativement : l'impulfion eft renouvellée à chaque fyftole du cœur,

& la colonne de ſang contenu dans le
ſyſtême artériel, eſt portée en avant par
un effort qui ceſſe dès que la ſyſtole fi-
nit ; mais tout corps qui eſt en mouvement, tend à ſuivre la ligne droite ; la
colonne de ſang artériel, en s'éloignant
du cœur, conſerve cette direction, elle
la communique au canal qui par-là eſt
alongé : c'eſt ce que l'on obſerve en
examinant dans l'animal vivant la plus
petite artère ; on la voit s'alonger à
chaque pulſation. M. de Haller a obſervé très-fréquemment cet alongement
dans des artères ouvertes & liées. Si
ce canal forme des courbures & des
flexuoſités, l'effort de la colonne ſe
porte contre la courbure qui devient
un obſtacle à ſon mouvement, & il tend
à redreſſer cette courbure. Le canal fle-
xible cede à l'effort qui l'alonge & le
releve, il ſe déplace, mais il reprend
ſa ſituation dans l'inſtant ſuivant, parce
que l'effort de la colonne ceſſe ; telle
eſt la vraie cauſe du déplacement des

artères. Quelques expériences connues
démontrent encore mieux qu'elle n'a
rien d'hypothétique ; un tuyau courbe
tend à se redresser quand il est rempli
subitement ; si étant assis , nous posons
un genou sur l'autre, nous voyons le
pied s'élever à chaque pulsation ; si on
injecte les vaisseaux d'un animal mort
récemment, & dont les parties ont encore de la souplesse, toutes les extré-
mités se tendent quand la liqueur est
poussée dans les vaisseaux. Si la masse
de sang contenue dans le sistême artériel cede facilement à l'impulsion, le
déplacement sera moins sensible ; une
artère ouverte est moins déplacée & le
sang sort par jets qui correspondent à
la contraction du cœur. Le déplacement
devient au contraire plus fort , si l'artère
est obstruée ou absolument fermée; dans
ce cas, elle se tuméfie , mais cette tu-
méfaction n'est point la cause de la pulsation.

On objectera sans doute que le dépla-

cement eſt ſenſible, non-ſeulement près
des courbures, mais dans les artères qui
ont une direction droite. Nous avons
eu occaſion de faire de telles Obſervations ſur les animaux vivans; ſouvent
nous avons remarqué le battement des
carotides. Pour l'ordinaire cependant
les artères droites paroiſſent immobiles, ou elles n'ont qu'une très-légere
ſecouſſe: c'eſt que le déplacement ne
peut ſe faire près des courbures, ſans
qu'il ſe faſſe appercevoir plus ou moins
dans les environs. On peut d'ailleurs
aſſurer qu'il y a très-peu d'artères qui
aient une direction droite. Les courbures antérieures font changer la direction
du ſang, & par-là occaſionnent des col-
liſions qui deviennent la cauſe de ces ſe-
couſſes, ſur-tout quand le mouvement
du ſang eſt accéléré. L'engorgement ou
l'obſtruction placée dans les ramifications, peut occaſionner des déplacemens qui n'exiſtent pas dans l'état naturel. Enfin, l'impulſion du ſang n'eſt

pas la feule caufe de ces déplacemens.
Les parois des artères peuvent être agî-
tés de mouvemens convulfifs ; les veines mêmes font quelquefois fujettes à
ces battemens. Tout le monde connoît
ces battemens irréguliers que l'on fent
dans les différentes parties du corps ; le
défaut de pulfation peut auffi être occa-
fionné par des affections nerveufes qui
fuppriment & font éclipfer le pouls
dans différentes parties. C'eft à de fem-
blables difpofitions ou à des embarras
dans les vaiffeaux que font dues les ir-
régularités que l'on trouve quelquefois
dans le pouls ; mais dans l'état naturel ,
le déplacement eft toujours l'effet de
l'impulfion de la colonne de fang dans
la cavité du canal.

La même caufe produit le battement
que l'on fent , en appliquant le doigt
fur l'artère ; mais fon action eft diffé-
rente , puifqu'une artère immobile frappe dans tous les points de fa circonférence. De-là on conclut qu'il y a dans

le vaiffeau une force qui, en le dilatant,
l'applique contre le doigt : j'ai été fé-
duit autrefois par ce raifonnement ; mais
le défaut de dilatation démontré à mes
yeux , & un examen réfléchi de ce qui
fe paffe en appliquant le doigt , m'en
ont fait voir toute la futilité.

    Quand on applique le doigt fur une
artère, les parois molles & flexibles cè-
dent à la preffion, ce qui change la figure du vaiffeau ; le doigt devient un
obftacle contre lequel vient frapper la
colonne de fang qui fe porte en avant.
Il doit donc fentir la percuffion dans
l'inftant de la fyftole du cœur, puifque
c'eft elle qui imprime le mouvement à
la colonne : cette percuffion ceffe en
même temps que la fyftole, & il femble que l'artère fe retire ; on ne la fent
plus, parce que la colonne a pour lors
un mouvement uniforme, & l'artère
eft immobile. La pulfation tout-à-fait
femblable à celle des artères que nous
avons produite dans des canaux flexibles,

mous , deftitués de fibres mufculaires , auroit fuffi pour nous convaincre que la conftriction eft tout-à-fait inutile pour la pulfation ; mais les Expériences répétées nous ont fait voir que cette conftriction eft une chimere.

Le mouvement que l'on fent en appliquant le doigt , eft donc différent du déplacement de l'artère , & il peut exifter fans lui ; mais il eft plus fort à la partie fupérieure des courbures , parce que les deux caufes fe réuniffenr, la colonne agit contre le doigt : & en même temps l'artère fe fouleve.

Les veines ne doivent point être agitées des mêmes mouvemens , c'eft-à-dire , qu'il ne doit y avoir ni pulfation, ni déplacement. Le mouvement de la colonne s'eft rallenti en parcourant les petites ramifications artérielles ; & l'inégalité de l'impulfion pendant la fyftole du cœur devient imperceptible. D'ailleurs, le fang paffe d'un efpace étroit dans un efpace large en coulant dans la cavité des rameaux veineux. Le fang veineux a un mouvement uniforme & plus lent que le fang artériel. Ces caufes réunies doivent abolir abfolument la pulfation que l'on a cependant encore obfervé quelquefois dans des circonftances qui intervertiffoient les effets ordinaires & naturels de la circulation.

Tel eft le réfultat des Expériences que nous avons faites fur la caufe de la pulfation des artères. Il eft furprenant que les Phyfiologiftes n'ayent pàs reconnu une caufe auffi fimple pour laquelle il ne falloit que de l'attention. Si cette explication paroiffoit encore hafardée , je prie de ne la point juger fans avoir interrogé la nature : c'eft dans l'ouverture des animaux qu'il faut en chercher la réalité, ou trouver les raifons de la détruire. C'eft par ce moyen feul que j'ai convaincu ceux qui ont été curieux de ces recherches. M. Arthaud ayant foutenu dans nos Ecoles, le 12 Juillet dernier, cette queftion : *An à dilatatione Arte-*

riarum Pulſatio, & ayant conclu pour la négative, on s'éleva avec force contre une théorie qui paroiſſoit contraire à toutes les idées reçues : les raiſonnemens les plus ſolides ne purent convaincre les Adverſaires ; mais l'ouverture d'un chien vivant détruiſit toutes les objections : c'eſt ainſi qu'il faut prouver en phyſique.

M. Delamure déduit de l'explication qu'il propoſe pour la pulſation des artères, quelques corollaires qui tendent à renverſer des principes admis en Phyſiologie & en Pathologie : c'eſt ainſi qu'une erreur reconnue oblige de retourner ſur ſes pas, & de renoncer aux ſentimens les plus adoptés.

Les Partiſans de la ſyſtole & de la diaſtole des artères imaginent que l'oſcillation alternative & continuelle des parois de ces vaiſſeaux eſt une force ajoutée à celle du cœur, pour aider le mouvement progreſſif du ſang. Cette action des vaiſſeaux eſt tout-à-fait imaginaire ;

au contraire, le fang porté contre les
parois, leur communique une partie de
fon mouvement, principalement près
des courbures, & par-là fa vélocité eft
diminuée. Les obfervations fréquentes
d'artères offeufes ont déja fait naître des
doutes fur cette opinion. La force du
cœur eft très-grande, & la maffe du fang
n'offre pas une réfiftance auffi grande
qu'on l'a cru jufqu'à préfent. La vîteffe
que le fang conferve encore dans les petits vaiffeaux, en eft une peuve.

La fanguification ne dépend pas non
plus de l'action triturante des vaiffeaux;
& le mouvement méchanique que l'é-
nergie du cœur imprime aux globules
du fang, les brifemens produits par les
courbures des vaiffeaux, & par les frot-
temens continuellement répétés dans les
filières du poumon & de tout le corps,
ne font pas la feule caufe du changement
du chyle en fang : il fe fait, fans doute,
par une combinaifon nouvelle des principes conftituans qui en change la mix-

tion, & opere cette tranfmutation, que
l'art n'imitera jamais , & que la nature
produit fi facilement.

M. Delamure déduit encore de fa
théorie de la pulfation , l'explication de
l'augmentation du pouls dans une partie enflammée. Le ton & la tenfion aug-
mentés font , felon lui , la caufe de ce
fymptôme. Ces caufes réunies peuvent
effectivement donner au pouls plus de
tenfion , mais elles ne rendent pas raifon de fa célérité dans toutes les parties
du corps : elle eft due à l'irritation faite
dans la partie enflammée qui , en fe com-
muniquant au cœur, augmente fon in-
tenfité. Le pouls devient plus fenfible
dans cette partie ; à caufe de l'augmentation de la fenfibilité & de la tuméfac-
tion de l'artère occafionnées par l'engorgement.

M. Delamure ajoute encore que le
battement des artères dans fes différens
degrés de force ou de foibleffe , ne doit
pas être regardé comme un figne uni-

voque des différens degrés de force ou
de foiblesse du cœur, parce que le ton
varié peut suffire pour établir ces différences. Il ajoute que la grandeur ou
la petitesse du pouls peuvent aussi varier,
non pas à raison de la quantité de sang
lancé dans les artères, mais à raison de
la force tonique. M. Delamure voudroit-
il par-là jetter des doutes sur les signes
diagnostics & prognostics, que la con-
noissance du pouls donne au Praticien,
& sur les indications qu'on en peut tirer?
Il ne le paroît pas ; il établit avec la plus
grande force, le peu de confiance que
méritent les théories rationnelles dans la
pratique de la Médecine, & il fait voir
combien l'on doit s'en défier. Ainsi, il
seroit inutile, même dans ses principes, de rendre une raison exacte des
variations du pouls dans les différens
états de l'économie animale, pourvu
que l'Observateur en tirât des signes éta-
blis sur l'Expérience. C'est ce qu'ont fait
les *Solano*, les *Nihell*, les *de Bordeu*, &c.

Une de leurs Obſervations eſt préféra-
ble à toutes les hypothèſes ingénieuſes
que la paſſion de rendre raiſon de tout,
a enfantées. Cependant la manière dont
nous expliquons la pulſation, perſuade-
ra, ſans doute, que la force du cœur,
la quantité de ſang qu'il chaſſe, & de
celui qui eſt contenu dans les vaiſſeaux,
la qualité de ce ſang influent ſur les qua-
lités du pouls, indépendamment du ton
des vaiſſeaux dont nous ne nions pas
l'influence : ſi cette vérité eſt démon-
trée, le pouls peut fournir des indices
de l'état de la circulation aſſez ſûrs pour
diriger le Praticien. D'ailleurs, ſi la circulation influe ſur les actions des autres
viſcères, comme perſonne n'en doute,
elle eſt réciproquement différemment
modifiée par leur concours mutuel. Le
dérangement de l'action d'un viſcère,
peut produire ſur les organes de la circulation une impreſſion ſenſible que
le Médecin éclairé peut reconnoître par

le pouls: mais, je le répete, c'est à l'Obſervateur à marquer ces différences; le Théoricien n'offriroit que des ſpéculations dont le moindre défaut ſeroit d'être inutiles.

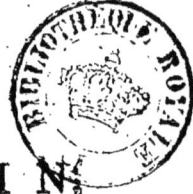

www.ingramcontent.com/pod-product-compliance
Lightning Source LLC
Chambersburg PA
CBHW070807210326
41520CB00011B/1866